Dieta Cetogénica

Una guía para principiantes para evitar errores en la dieta y lograr una pérdida de grasa permanente con bombas de grasa y recetas cetogénicas

(Deliciosas recetas cetogénicas para quemar grasa y perder peso)

Yassine San-Juan

TABLA DE CONTENIDOS

Pastel De Espinaca

Ingredientes

500 gramos de ricota

200 gramos de mozzarella

100 gramos de crema

150 gramos de queso parmesano rallado

1200 gramos de espinaca

2 diente de ajo picado

Aceite de oliva

Sal y pimienta a gusto

4 huevos

Preparación

1. Coloque una sartén a fuego moderado un poco de aceite de oliva
2. Incorpore la espinaca, el ajo y un poco de sal y pimienta
3. Agregue el caldo de pollo y cocine por unos 25 a 30 minutos
4. Coloque el pollo en una fuente y guarde la mitad del caldo en la sartén.
5. Mezcle el resto de los ingredientes e incorpore a la sartén con el caldo de pollo.
6. Revuelva constantemente hasta que se cocine la espinaca
7. Mientras tanto pre caliente el horno a 250ºC
8. En un reciente bata los huevos, agregue la ricota, la crema, la espinaca, el queso parmesano y el queso mozzarella cortada en cubitos
9. Mezcle todos los ingredientes y coloque en una fuente para horno de 20cmx30 cm
10. Cocinar por unos 60 minutos o hasta que esté dorado

Recetas de cena

puede crema 2 (2 0 6 /8 oz) de sopa de patata

2 sobre mezcla de aderezo ranch

2 c. rallado queso de cheddar

4 libras de patatas rojas pequeñas

2 paquete (8 onzas) crema de queso, ablandado

1. limpiar las papas y cortar en cuartos
2. usando un tazón grande combine la sopa, vinagreta y queso crema y agregue el queso rallado.
3. agregar las papas a una olla y vierta la mezcla de queso crema sobre las patatas.
4. Coloque la olla en la cubierta baja y cocine de 5 a 10 horas hasta que las papas estén suaves.

Ensalada César De Aguacate Y Tocino Keto

INGREDIENTES

Para la ensalada
- 1 pepino (2 2 0 g), en rodajas finas
- 1/2 de cebolla mediana (28 g), en rodajas finas
- 2 aguacate grande (200 g), en rodajas
- 8 rebanadas de tocino (2 2 2 g), cortadas en cubitos
- 2 cabeza de lechuga romana (200 g), picada

Para   el   aderezo   César

- 2 cucharadita de mostaza de Dijon (10 ml)

- 2 cucharadita de ajo en polvo (6 ,10 g)
- Sal y pimienta al gusto

- 2 /8 taza de mayonesa (60 ml)
- 2 cucharada de jugo de limón (2 10 ml)

PREPARACIÓN

1. Agregue el tocino a una sartén antiadherente grande a fuego medio-alto y saltee hasta que esté crujiente, aproximadamente 5 a 10 minutos.
2. Retire el tocino de la sartén con una espumadera y colóquelo en un plato forrado con papel toalla para que se enfríe.
3. En un tazón pequeño, bata para combinar la mayonesa, el jugo de limón, la mostaza y el ajo en polvo.
4. Condimente con sal y pimienta al gusto.
5. Mezcle el aderezo César restante con las hojas de lechuga romana.

6. Agregue el pepino y la cebolla al tazón y mezcle para combinar. Divida la ensalada en 4 platos y cubra cada ensalada con cantidades iguales de tocino cocido y aguacate en rodajas.

Zoodles con queso

Ingredientes

2 cucharada de piñones

10 cucharadas de aceite de oliva

pimentón

salino

confección

4 calabacines

16 tomates cherry

200 g de Gorgonzola

1. Precaliente el horno a 180 °C y engrase una fuente para horno.

2. Lave los tomates, córtelos en cuadros y distribúyalos en la cazuela.
3. Sazone con sal y pimienta.
4. Desmenuze el gorgonzola y extiéndalo sobre los tomates.
5. Espolvoree con piñones por toda la superficie.
6. Rocíe 5-10 cucharadas de aceite sobre el conjunto.
7. Coloque la fuente en el horno y hornee durante 10 a 15 minutos.
8. Lave el calabacín y píquelo con el rallador en espiral.
9. Ponga 2 cucharada de aceite de oliva en una sartén recubierta y caliente.
10. Añada los fideos de calabacín y fríalos durante 1 a 5 minutos.
11. Sazone con sal y pimienta.
12. Adorne con tomates antes de servir.

Fideos verde-rojo

Ingredientes

2 pimiento picante

2 lata de tomates con trozos

4 manojos de hierbas

4 cucharadas de pasta de tomate

2 cucharada de aceite de oliva

4 zanahorias

4 chalotas

4 calabacines

4 pimientos amarillos pequeños

4 pimientos anaranjados pequeños

Pimienta

Sal

Preparación

1. Lave los pimientos, quítele las semillas y las cáscaras blancas a las frutas y córtelos en dados.
2. Pele y trocee las chalotas.
3. Lave, despeje y pique el pimiento picante.
4. Vierta el aceite en una sartén recubierta y caliente.
5. Añada el pimentón, la chalota, el chile y sofría.
6. Lave las zanahorias y pélelas si es necesario.
7. Lave los calabacines.
8. Procese las zanahorias y los calabacines con el rallador en espiral.
9. Agregue los fideos vegetales a los pimientos y la mezcla de chiles y fríalos mientras los revuelve.
10. Agregue los tomates y el jugo enlatado.
11. Agregue la pasta de tomate y mezcle.

12.   Sazone con sal, pimienta y hierbas.

Caldo de tomate y queso azul con patada.

Ingredientes:

- Yogur griego para acompañar.

- 2 ramita de orégano.

- Sal al gusto.

- Pimienta al gusto.

- 4 dientes de ajo, pelados y en rodajas.

- ¼ taza de caldo.

- 2 cucharada de salsa Sriracha (picante).

- ½ taza de queso "Roth Kase Butttermilk Blue".

- Salsa picante para acompañar.

- 2 cucharada de aceite de oliva.

- 2 cebolla roja pequeña, picada.

- 800 gramos de tomates enlatados con su jugo.

- 12 cucharadas de nata espesa.

- Un puñado de orégano fresco, picado.

Método:

1. Colocar una sartén a fuego medio y echar el aceite de oliva.
2. Cuando esté caliente, agregar la cebolla y una pizca de sal grande. Saltear hasta que quedé translúcido.
3. Agregar el ajo y cocinar por un par de minutos.
4. Añadir los tomates y el caldo.
5. Agregar la ramita de orégano, la nata, el orégano fresco y la salsa sriracha y dejar hervir a fuego lento por un tiempo.
6. Deseche la ramita de orégano. Dejar enfriar por un tiempo.
7. Transferir todo a una licuadora y mezclar hasta que quede suave.
8. Hacer pasar la sopa a través de un colador de malla fina a una olla.
9. Pruebe y ajuste los condimentos si es necesario.
10. Calentar la olla.
11. Verter en cuencos de sopa.

12.   Poner el yogur griego encima. Rociar salsa picante y servir.

Mayonesa cetogénica vegana

Ingredientes:

2 cucharadita de mostaza
4 cucharaditas de jugo de limón

250 ml de aceite de aguacate
200 ml de leche de almendras

sal
pimienta

Preparación:

1.
   Agregue el jugo de limón a la leche de almendras y déjelo reposar por unos minutos.
2. Añada la sal, la pimienta y la mostaza. Haga puré todo en una licuadora agregando el aceite lentamente.
3. Siga mezclando con la licuadora hasta obtener una masa cremosa.

Salmón rosado sobre arroz de coliflor

Ingredientes

Sal del Himalaya

Jugo de limón

400 gr de coliflor

2 filete de salmón rosado (220gr)

Aceite de coco

1. Primero en una fuente antiadherente con un poco de aceite de coco, cocinemos nuestro salmón a fuego medio en el horno durante 15 a 20 minutos

2. Corte los tallos de la coliflor y póngalos en un procesador o córtelos bien con cualquier otro elemento.

3. En una sartén previamente rociada con aceite de coco, cocinemos la coliflor.
4. Se cocina mientras revolvemos, de 10 -8 minutos.

5. Podemos sazonar con un poco de pimienta y sal.

6. En el caso de que no te guste nada, puedes agregar un poco de ajo o cebolla. Servimos

Ensalada César con salmón

Ingredientes:

1 aguacate en láminas

4 tazas de lechuga romana cortada o

4 cogollos de lechuga

4 cucharadas soperas de salsa César

4 lomos de salmón

8 lonchas de beicon

2   cucharada sopera de ghee   en caso necesario

Una pizca de sal rosa del Himalaya y pimienta negra recién molida

Preparación:

1. Cocinar el beicon durante 15 a 20 minutos en una sartén a fuego medio-alto hasta que quede crujiente.
2. A continuación, póngalo sobre papel de cocina para secar el exceso de grasa.
3. Eliminar el exceso de agua de los lomos de salmón y salpimentar.
4. Utilice la misma sartén para cocinar el salmón.
5. Añada la mantequilla o el ghee en caso necesario.
6. Cocinar durante cinco minutos por cada lado.
7. El salmón quedará jugoso.
8. Rompa el beicon en trocitos.
9. Prepare dos platos de ensalada con la lechuga, el aguacate y el beicon. Añada el salmón.
10. Aliñe a su gusto.

Tarta De Huevo Natillas

4 huevos

2 cucharada rasa de edulcorante.

2 taza de leche desnatada

1. Un poco de nuez moscada rallada.
2. Espolvoree una superficie con un poco de harina de maíz, trabaje la mezcla de salvado de avena en un
3. hacer una bola y aplanarla ligeramente, ponerla en una fuente para horno o en un molde para pasteles con lados,
4. con las manos moldear la "Pastelería" alrededor del molde y hornear a ciegas durante 20
5. minutos.
6. Marca de gasolina 12
7. Batir los huevos, la leche, el edulcorante y verter en la "pastelería".
8. Espolvorear la parte superior con nuez moscada molida

9. Hornee durante 70 a 90 minutos

Sopa de calabacín y verduras

Ingredientes:

2 cucharada de perejil fresco picado

2 cucharada de mantequilla

2 huevo batido

Sal y pimienta, al gusto

8 tazas de agua

2 cucharada de aceite de oliva

2 diente de ajo picado

1 taza de cebolletas picadas

4 calabacines en rodajas

2 tallo de apio picado

4 cucharadas de caldo de verduras en polvo

240 gramos de espinacas tiernas

Instrucciones paso a paso:

1. En una olla, calienta el aceite a fuego medio-alto.
2. Luego, cocina el ajo y las cebolletas hasta que estén tiernos.
3. Añade el agua, el calabacín, el apio y el caldo de verduras en polvo: cocina durante unos 25 a 30 minutos.
4. Añade también las espinacas, la sal, la pimienta, el perejil y la mantequilla y cocina unos 10 a 15 minutos más.
5. A continuación, añade el huevo y mezcla hasta que esté todo bien amalgamado.
6. Sirve caliente en tazones individuales.

pizza de grano bajo

Ingredientes

4 cucharadas de queso crema

4 cucharadas de queso parmesano

2 huevo grande

2 cucharada de condimento italiano

1 cucharadita de sal

5 taza de queso mozzarella

¼ taza de harina de almendra

8 rebanadas de tocino

600g de pechuga de pollo cocida

18 cucharadas de salsa de espinacas en crema

Instrucciones

1. Preparacion de la corteza de la pizza

2. En un bol, poner 2 1 taza de queso mozzerella.

3. En un tazón aparte, mida 1/2 taza de harina de almendra .

4. Combine el queso parmesano y el condimento italiano con él y mezcle bien.

5. En un ramekin pequeño, ten listo el queso crema y el huevo.

6. Caliente el queso mozzarella en el horno de microondas durante unos 10-15 segundos hasta que esté pegajoso.

7. Combine todos sus ingredientes en un tazón grande y mezcle bien.

8. Sigue amasando la masa hasta que puedas formar una bola.

9. Añadir más harina de almendras si es necesario.

10. Extienda la masa en su bandeja para hornear previamente engrasada.

11. Yo uso estas almohadillaspara no tener que usar grasa.

12. Solo los compré el otro día y debo decir que me gustaría haberlos comprado hace mucho tiempo.

13. Ni siquiera sé cómo puse algo en el horno sin ellos.

14. Usted quiere asegurarse de que la masa de la pizza sea delgada y no tenga agujeros.

15.   Debe ser alrededor 15 a 20 "de tamaño.

16. Establezca su horno a la configuración de asado .

17.   Mi horno tiene 10 niveles de asado, lo puse en # 8 . Creo que estarías bien con el # 6 pero me gusta que mi corteza esté crujiente.

18.   Coloque la masa de pizza en el horno y deje que se cocine durante 5-10 minutos.

19.   Una vez que la masa de la pizza esté dorada en la parte superior, sáquela del horno; debemos voltearla.

20. Uso un segundo silpat y lo pongo sobre la parte superior, dándole la vuelta.

21. Lo hace muy fácil. Si usa una espátula o alguna otra herramienta pequeña, la corteza se derrumbará.

22. Debe verse blanco en la parte inferior, aún sin cocer.

23. Necesitamos ponerlo en el horno por 5-10 minutos más.

24. Una vez que el lado esté dorado, sáquelo del horno.

Las aceitunas y el calabacín se presentan en un plato.

Ingredientes:

- 4 chiles verdes (picados)

- 4 chiles rojos (picados)

- 2 cucharadita de sal

- 400 g de aceitunas verdes

- 200 g de calabacín (picado)

- 250 g de queso cottage desmenuzado

Instrucciones:

1. Mezclar todas las verduras y especias con queso.
2. Calentar el aceite en la sartén. Agregue las verduras y la mezcla de queso y cocine durante 10 a 1 5 minutos a fuego lento mientras cubre la sartén con una tapa.

Frittata con tocino y queso cheddar

Ingredientes:

10 rebanadas crujientes de tocino

4 cebollas verdes picadas

8 onzas de queso cheddar

También se necesita 2 plato de tarta

2 taza de crema de leche

12 huevos

Instrucciones:

1. Calienta la temperatura del horno para que alcance los 350º Fahrenheit.
2. Bate los huevos y los condimentos. Vierte en el molde de la tarta y completa con el resto de los ingredientes. Hornear 60 a 70 minutos.
3. Espera unos minutos antes de servir para obtener los mejores resultados.

Caldo de solomillo oriental aromatizado con verduras

Ingredientes para 6 Personas:

- 2 ají
- 2 cebolla
- Jengibre

32

- Hongos al gusto
- Salsa china y oscura
- Sal, pimienta, cilantro, aguacate y picante opcional
- 1000 gramos de carne de res con hueso
- 10 vainas habichuelas
- 1 chayote
- 1 cabeza brócoli
- ½ de cabeza de repollo
- 2 ajo molido

Preparación:

1. Aliña el jarrete con sal, pimienta, ajo molido, cebolla, cilantro y ají.
2. En una olla con agua salada hirviendo, coce las habichuelas y el brócoli.
3. Retira el Brócoli cuando esté verde brillante, las habichuelas pueden durar un poco más.

4. Cuando estén suaves sácalas y reserva el agua.

5. Corta las habichuelas y el Brócoli en trozos.

6. En otra olla pon a hervir el chayote con una pizca de sal, hasta que este suave.

7. Cuando esté deja enfriar, pélalos y córtalo en cubos.

8. En una cacerola agrega aceite a fuego medio y sofríe el jarrete hasta que dore.

9. Agrega 1 taza de agua y déjalo cocinar a fuego alto.

10. Vigila la textura de la carne, es probable que debas agregar más agua.

11. Cuando la carne esté suave, agrega el agua donde cocinaste las habichuelas, los hongos y el brócoli.

12. Agrega las habichuelas, chayote y el brócoli y revuelve para que vayan mezclándose los sabores.

13. Agrega 1-5 cucharada de salsa china y salsa oscura disuelta en medio litro de agua.

14. Pica tres o cuatro trozos de Jengibre de 1-5 pulgada de tamaño. Hecha sal y pimienta.

15. 5-10 minutos antes de apagar el caldo agrega el repollo.

16. Tapas y deja reposar.

17. Pela el aguacate y sírvelo al gusto con el caldo.

18. También puedes agregar picante y cilantro picado.

Nuggets De Coliflor

INGREDIENTES:

1 taza de queso cheddar fuerte, rallado

8 huevos frescos, solo las claras Sal y pimienta para

probar Pimentón para espolvorear

2 coliflor, de tamaño mediano

4 cdas. crema espesa

4 cdas. manteca

DIRECCIONES:

1. Partir la coliflor en floretes y cocer en un poco de agua con sal hasta que esté
2. ligeramente crujiente.
3. Enfriar un poco y luego colocar en una licuadora con la mantequilla y el cram y

4. pulso a una papilla como la consistencia.

5. Sazonar con sal y pimienta, convertir en un bol grande y dejar enfriar.

6. Batir las claras de huevo a punto de nieve y agregarlas a la mezcla fría de coliflor.

7. Coloque en la nevera durante 60 minutos para que se enfríe una vez más.

8. Mientras la coliflor se enfría, precalienta el horno a 350 °F.

9. Engrase 4 bandejas grandes para galletas.

10. Coloque cucharadas de la mezcla de coliflor en las bandejas para hornear galletas.

11. Hornee en el horno caliente durante 70 a 80 minutos hasta que estén doradas y crujientes.

12. Retirar del horno, espolvorear con pimentón y ¡servir de inmediato!

Coliflor Arroz Frito Vegano

Ingredientes

Media cucharadita de aceite

1/2   cabeza de brócoli rallado

2 cucharada y 2 cucharadita de salsa de soja

1 a 5   cucharaditas de sámbnio de sambal o salsa de chile asiático

1 a 5   cucharadita de aceite de sésamo tostado

1 cucharadita de sal

1/2   de dientes de ajo finamente picado

2 cucharada de jengibre picado

2 taza de guisantes y zanahorias

1 taza de pimiento picado

1 cabeza de coliflor media

Cómo:

1. A fuego medio, cocine la cebolla y el ajo en aceite o una cucharada de caldo hasta que se vuelvan dorados.
2. Agregue el jengibre, el pimiento, las zanahorias y los guisantes, y la sal.
3. Mezclar, cubrir y cocinar durante unos 10 a 15 minutos
4. Agregue la coliflor rallada, las salsas, la sal, el brócoli y la pimienta
5. Cubra y cocine durante 10 minutos, dejando que cocine al vapor durante otros 1 a 5 minutos
6. Añade sabor al gusto.
7. Sirva caliente o con un poco de salteado o tofu al horno.
8. Agregue un poco de salsa de chile asiático o un poco de salsa de soja para decorar.

Batido que contiene mantequilla de maní y manzanas

Ingredientes

2 cucharada de semillas de lino molidas

¼ taza de leche de soya sin azúcar

1 cucharadita de canela molida

2 manzana mediana (como Honeycrisp o Gala), con piel

1 plátano congelado

4 cucharadas de avena pasada de moda

2 cucharada de mantequilla de maní natural

Direcciones

1. Coloque todos los ingredientes en una licuadora y mezcle a velocidad alta hasta que esté completamente suave, aproximadamente 2 minuto.

Strogonoff De Carne

Que Necesita:

16 oz de caldo de carne

1/2   de   cucharadita   de   pimienta,
separados

4 cucharaditas de mostaza Dijon

6   cucharaditas   de   cebollino,   en   rodajas
finas

1 cucharadita de sal

6 cucharaditas de perejil, picado

32 onzas de bistec de ternera o solomillo

6 cucharaditas de aceite de coco

2 diente de ajo, machacado

16 oz. De crema espesa

1 cucharadita de cebolla en polvo

8 onzas de vino rojo seco

1/2 de taza de crema agria

Pasos:

1. Cortar la carne en secciones de aproximadamente media pulgada de espesor. Colocar la carne rebanada en una toalla de papel y póngala a un lado.
2. Con una sartén grande antiadherente, caliente el aceite de coco, 1/2 cucharadita de sal, cebolla en polvo, ajo y 1/2 de cucharadita de pimienta.
3. Una vez que el aceite esté caliente, transfiera la carne a la sartén, pero no mezcle.
4. Después de aproximadamente 4 minutos, voltea las piezas de carne para calentar el lado alternativo.
5. Una vez que ambos lados estén chamuscados, retírelos a una fuente.
6. Baje el fuego y vacíe el vino tinto en la sartén.

7. Agite alrededor del vino con una cuchara durante aproximadamente 120 segundos mientras raspa la sartén para desglasarla.

8. Baje el calor de vuelta a medio y deje que el vino se consuma durante un minuto adicional.

9. Vuelva a colocar la carne en la sartén y mezcle con el vino consumido durante unos 180 segundos. Luego baje el fuego a fuego lento.

10. Mezclar en la crema de leche a fondo y deje que la salsa se espese más por aproximadamente 1-5 minutos.

11. Mezcle la crema agria, la 2 /8 de cucharadita restante de pimienta, la mostaza Dijon y 1/2 de cucharadita restante de sal a la salsa hasta que estén bien mezclados.

12. Dejar cocer a fuego lento durante 1-5 minutos y retirar de la estufa.

13. Adorne con cebollino y perejil y sirva caliente.

14. Tips para hornear:

15. Asegúrese las lonchas de carne adecuada sin pasar por los lados para asegurar la correcta cocción.

16. Si la sartén es demasiado pequeña, cocine la carne en cantidades más pequeñas.

17. Tips Adicionales:

18. Alternativamente, puede usar el solomillo de ternera en lugar del filete de res.

19. En lugar de aceite de coco, puede usar una cucharada de mantequilla o ghee.

20. Si desea champiñones en su stroganoff, rebane 16 onzas de sus champiñones favoritos.

21. Después del paso 10 , agregue una cucharada adicional de aceite de coco o una alternativa, fríalo durante aproximadamente 1-5 minutos y retire a la placa con la carne.

22. Añadir de nuevo en la sartén en el paso 8.

www.ingramcontent.com/pod-product-compliance
Lightning Source LLC
Chambersburg PA
CBHW060626030426
42337CB00018B/3217